55 Recetas de Jugos Para Controlar su Apetito Luego de Dejar de Fumar:

Atraviese los Momentos Difíciles Usando Soluciones Naturales

Por

Joe Correa CSN

DERECHOS DE AUTOR

Esta publicación está diseñada para proveer información precisa y autoritaria respecto al tema en cuestión. Es vendido con el entendimiento de que ni el autor ni el editor están envueltos en brindar consejo médico. Si éste fuese necesario, consultar con un doctor. Este libro es considerado una guía y no debería ser utilizado en ninguna forma perjudicial para su salud. Consulte con un médico antes de iniciar este plan nutricional para asegurarse que sea correcto para usted.

RECONOCIMIENTOS

Este libro está dedicado a mis amigos y familiares que han tenido una leve o grave enfermedad, para que puedan encontrar una solución y hacer los cambios necesarios en su vida.

55 Recetas de Jugos Para Controlar su Apetito Luego de Dejar de Fumar:

Atraviese los Momentos Difíciles Usando Soluciones Naturales

Por

Joe Correa CSN

CONTENIDOS

Derechos de Autor

Reconocimientos

Acerca Del Autor

Introducción

55 Recetas de Jugos Para Controlar su Apetito Luego de Dejar de Fumar: Atraviese los Momentos Difíciles Usando Soluciones Naturales

Otros Títulos de Este Autor

ACERCA DEL AUTOR

Luego de años de investigación, honestamente creo en los efectos positivos que una nutrición apropiada puede tener en el cuerpo y la mente. Mi conocimiento y experiencia me han ayudado a vivir más saludablemente a lo largo de los años y los cuales he compartido con familia y amigos. Cuanto más sepa acerca de comer y beber saludable, más pronto querrá cambiar su vida y sus hábitos alimenticios.

La nutrición es una parte clave en el proceso de estar saludable y vivir más, así que empiece ahora. El primer paso es el más importante y el más significativo.

INTRODUCCIÓN

55 Recetas de Jugos Para Controlar su Apetito Luego de Dejar de Fumar: Atraviese los Momentos Difíciles Usando Soluciones Naturales

Por Joe Correa CSN

No es ningún secreto que fumar es una de las principales causas de muerte en el mundo. Este hábito tiene algunos efectos devastadores en todo el cuerpo, su sistema inmunológico, el tracto respiratorio e incluso su sistema cardiovascular. Sin mencionar los efectos que los cigarrillos tienen en su piel, dientes y uñas. Desafortunadamente, todos somos conscientes de estos hechos, pero de alguna manera todavía decidimos comenzar a fumar con la esperanza de que no nos suceda.

Encender un cigarrillo puede parecer un iniciador de conversación perfecto o una buena adición a su café de la mañana. Sin embargo, es un hecho bien conocido que más de 400,000 personas mueren de cáncer de pulmón y enfermedades cardiovasculares solo en los Estados Unidos. Estas estadísticas deficientes deberían ser, y probablemente sean, la principal razón por la que decidió dejar de fumar.

Deshacerse de los cigarrillos es la mejor decisión para su salud y bienestar general. Desafortunadamente, no es una decisión fácil y los cambios no ocurren de la noche a la mañana. En este difícil período de la vida, tendrá que trabajar arduamente para mejorar su salud y superar todos los efectos secundarios de su decisión, como antojos de alimentos, cambios de humor y similares. Estos son bastante normales y debe estar bien preparado para tratarlos de la mejor manera posible.

En este período difícil, experimentará un bajo nivel de azúcar en la sangre y otros cambios metabólicos que podrían agregar un poco de estrés adicional a su proceso de recuperación. Aquí es cuando la comida se vuelve muy importante en su vida, ya que le ayuda a controlar sus antojos, le da la oportunidad de disfrutar de algo además de cigarrillos, y finalmente, lo mantiene feliz y satisfecho.

La mejor manera de ayudar a su cuerpo a retomar el camino después de haber dejado de fumar es planificar cuidadosamente su nutrición. Las opciones sabias de alimentos, los planes de comidas cuidadosamente planeados y algunos nutrientes adicionales a través del jugo ayudarán a reducir sus antojos y facilitar el proceso de desintoxicación.

Este libro es una fantástica colección de recetas de jugos que lo ayudarán a controlar su alimentación después de haber dejado de fumar. Las recetas en este libro se basan en poderosos ingredientes naturales que tienen la capacidad de desintoxicar su cuerpo y limpiar todo su organismo. Estos jugos sanos y deliciosos le darán la fuerza necesaria que necesita para mantenerse alejado de los cigarrillos de una vez por todas. Tómese unos minutos cada mañana para preparar uno de estos jugos espectaculares. ¡Empieza ahora!

55 RECETAS DE JUGOS PARA CONTROLAR SU APETITO LUEGO DE DEJAR DE FUMAR: ATRAVIESE LOS MOMENTOS DIFÍCILES USANDO SOLUCIONES NATURALES

1.   Jugo de Manzana y Apio

Ingredientes:

1 manzana Granny Smith grande, sin centro y en trozos

2 tallos de apio grandes, en trozos

1 durazno mediano, sin carozo y en trozos

2 ciruelas enteras, sin carozo y en trozos

Preparación:

Lavar la manzana y cortarla por la mitad. Remover el centro y trozar. Dejar a un lado.

Lavar el tallo de apio y trozarlo. Dejar a un lado.

Lavar el durazno y cortarlo por la mitad. Remover el carozo y trozar. Dejar a un lado.

Lavar las ciruelas y remover los carozos. Trozar y dejar a un lado.

Combinar la manzana, apio, durazno y ciruelas en una juguera. Pulsar, transferir a un vaso y añadir hielo.

Servir inmediatamente.

Información nutricional por porción: Kcal: 209, Proteínas: 4.1g, Carbohidratos: 61.3g, Grasas: 1.4g

2. Jugo de Calabaza

Ingredientes:

1 calabacín mediano, sin piel y en trozos

1 taza de zapallo calabaza, en cubos

1 taza de pepino, en rodajas finas

1 taza de palta, sin piel y en trozos

1/4 cucharadita de canela, molida

Preparación:

Pelar el calabacín y trozarlo. Dejar a un lado.

Cortar el zapallo calabaza por la mitad. Remover las semillas y pelar una mitad. Cortar en cubos y rellenar un vaso medidor. Reservar el resto en la nevera.

Lavar el pepino y cortarlo en rodajas. Dejar a un lado.

Pelar la palta y cortarla por la mitad. Remover el carozo y trozar. Rellenar un vaso medidor y reservar el resto en la nevera.

Combinar el calabacín, zapallo calabaza, pepino y palta en una juguera. Pulsar y transferir a un vaso. Añadir la canela y refrigerar 10 minutos antes de servir.

Información nutricional por porción: Kcal: 390, Proteínas: 8.7g, Carbohidratos: 43.9g, Grasas: 34.5g

3.   Jugo de Coliflor y Brócoli

Ingredientes:

1 taza de coliflor, en trozos

2 tazas de brócoli, en trozos

1 taza de espárragos, recortados y en trozos

2 onzas de agua de coco

Preparación:

Recortar las hojas externas de la coliflor. Trozar y rellenar un vaso medidor. Reservar el resto.

Lavar el brócoli y recortar las hojas externas. Trozar y rellenar un vaso medidor. Reservar el resto en la nevera.

Lavar los espárragos y recortar las puntas. Trozar y rellenar un vaso medidor. Dejar a un lado.

Combinar la coliflor, brócoli y espárragos en una juguera. Pulsar, transferir a un vaso y añadir el agua de coco.

Refrigerar 10 a 15 minutos antes de servir.

Información nutricional por porción: Kcal: 390, Proteínas: 8.7g, Carbohidratos: 43.9g, Grasas: 34.5g

4.   Jugo de Arándanos Agrios y Ananá

Ingredientes:

1 taza de arándanos agrios

1 taza de ananá, en trozos

1 manzana mediana, en trozos

1 taza de damasco, en rodajas

Preparación:

Lavar los arándanos agrios bajo agua fría. Colar y rellenar un vaso medidor. Reservar el resto.

Cortar la parte superior del ananá y pelarlo. Cortar en cubos y rellenar un vaso medidor. Reservar el resto en la nevera.

Lavar la manzana y cortarla por la mitad. Remover el centro y trozar. Dejar a un lado.

Lavar el damasco y cortarlo por la mitad. Remover el carozo y trozarlo. Dejar a un lado.

Combinar los arándanos agrios, ananá, manzana y damasco en una juguera. Pulsar, transferir a un vaso y agregar cubos de hielo.

Servir inmediatamente.

Información nutricional por porción: Kcal: 248, Proteínas: 4.3g, Carbohidratos: 76.1g, Grasas: 1.3g

5. Jugo de Canela y Banana

Ingredientes:

1 banana grande, sin piel y en trozos

1 manzana roja deliciosa mediana, sin centro

1 ciruela entera, sin centro

¼ cucharadita de canela, molida

2 onzas de agua de coco

Preparación:

Pelar la banana y trozarla. Dejar a un lado.

Lavar la manzana y cortarla por la mitad. Remover el centro y trozar. Dejar a un lado.

Lavar la ciruela y cortarla por la mitad. Remover el carozo y trozar. Dejar a un lado.

Combinar la banana, manzana y ciruela en una juguera, y pulsar. Transferir a un vaso y añadir el agua de coco y canela.

Agregar algunos cubos de hielo antes de servir.

Información nutricional por porción: Kcal: 238, Proteínas: 2.5g, Carbohidratos: 68.4g, Grasas: 1.1g

6.   Jugo de Pepino y Miel

Ingredientes:

1 pepino mediano, en rodajas

1 cucharada miel cruda

1 taza de frutillas, en trozos

1 taza de espinaca, en trozos

2 onzas de agua

Preparación:

Lavar y cortar el pepino en rodajas finas.

Lavar las frutillas y remover las ramas. Trozar y dejar a un lado.

Lavar la espinaca bajo agua fría. Colar y trozar. Dejar a un lado.

Combinar el pepino, frutillas y espinaca en una juguera, y pulsar. Transferir a un vaso y añadir el agua y miel.

Decorar con menta.

Refrigerar 10 minutos antes de servir.

Información nutricional por porción: Kcal: 83, Proteínas: 6.9g, Carbohidratos: 24.6g, Grasas: 1.3g

7.   Jugo de Damasco y Pepino

Ingredientes:

1 taza de damascos

1 pepino grande, en rodajas

1 taza de ananá, en trozos

1 taza de espinaca fresca, en trozos

1 limón entero

½ taza de brócoli crudo, en trozos

½ taza de agua de coco pura

Preparación:

Lavar los damascos y cortarlos por la mitad. Remover el carozo y trozar. Dejar a un lado.

Lavar el pepino y cortarlo en rodajas. Dejar a un lado.

Cortar la parte superior del ananá y pelarlo. Trozar y reservar el resto en la nevera.

Pelar el limón y cortarlo por la mitad. Dejar a un lado.

Combinar la espinaca y brócoli en un colador, y lavar bajo

agua fría. Colar y trozar. Dejar a un lado.

Procesar los damascos, pepino, ananá, limón, espinaca y brócoli en una juguera. Transferir a vasos y añadir el agua de coco.

Agregar hielo y servir inmediatamente.

Información nutricional por porción: Kcal: 218, Proteínas: 10g, Carbohidratos: 64g, Grasas: 1.9g

8.   Jugo de Espárragos y Verdes de Ensalada

Ingredientes:

1 taza de espárragos frescos, en trozos

1 taza de verdes de ensalada, en trozos

1 durazno grande, en trozos

1 pomelo grande, sin piel

1 taza de Lechuga romana, rallada

1 taza de hinojo, en rodajas

Preparación:

Lavar los espárragos y recortar las puntas. Trozar y dejar a un lado.

Combinar los verdes de ensalada y lechuga en un colador, y lavar bajo agua fría. Romper con las manos y dejar a un lado.

Lavar el durazno y cortarlo por la mitad. Remover el carozo y trozar. Dejar a un lado.

Pelar el pomelo y trozarlo. Dejar a un lado.

Lavar el bulbo de hinojo y recortar las hojas marchitas. Trozar y dejar a un lado.

Combinar los espárragos, verdes de ensalada, durazno, lechuga, pomelo e hinojo en una juguera, y pulsar.

Transferir a vasos y añadir hielo antes de servir.

Información nutricional por porción: Kcal: 187, Proteínas: 9.1g, Carbohidratos: 57.9g, Grasas: 1.4g

9.   Jugo de Moras y Nabos

Ingredientes:

1 taza de moras frescas

1 taza de verdes de nabo, en trozos

1 taza de ciruelas, por la mitad

½ cucharadita de jengibre molido

1 cucharadita de azúcar de coco

½ taza de agua

Preparación:

Lavar las moras bajo agua fría. Dejar a un lado.

Lavar los verdes de nabo y romper con las manos. Dejar a un lado.

Lavar las ciruelas y cortarlas por la mitad. Remover los carozos y dejar a un lado.

Combinar las moras, verdes de nabo y ciruelas en una juguera. Pulsar.

Transferir a vasos y añadir el azúcar de coco, jengibre y

agua.

Refrigerar 10 minutos antes de servir.

Información nutricional por porción: Kcal: 141, Proteínas: 4.2g, Carbohidratos: 40.3g, Grasas: 1.4g

10. Jugo de Naranja y Rábano

Ingredientes:

1 naranja grande, sin piel

1 taza de rábanos, en trozos

1 manzana mediana, sin piel y en gajos

1 taza de Lechuga iceberg, en trozos

1 taza de berro, en trozos

1 cucharada de miel cruda

Preparación:

Pelar la naranja y dividirla en gajos. Dejar a un lado.

Lavar los rábanos y recortar las partes verdes. Trozar y rellenar un vaso medidor. Dejar a un lado.

Lavar la manzana y cortarla por la mitad. Remover el centro y trozar. Dejar a un lado.

Lavar la lechuga y berro. Colar y romper con las manos.

Combinar la naranja, rábanos, manzana, lechuga y berro en una juguera, y pulsar.

Transferir a vasos y añadir hielo antes de servir.

Información nutricional por porción: Kcal: 150, Proteínas: 7.3g, Carbohidratos: 53.4g, Grasas: 0.8g

11.   Jugo de Arándanos Agrios y Miel

Ingredientes:

1 taza de arándanos agrios frescos

1 cucharada de miel cruda

2 tazas de cerezas, sin carozo

1 taza de puerro, en trozos

1 cucharada de menta fresca, picada

Preparación:

Lavar los arándanos agrios y cerezas bajo agua fría. Colar y dejar a un lado.

Cortar las cerezas por la mitad. Remover los carozos y dejar a un lado.

Lavar el puerro y trozarlo. Dejar a un lado.

Combinar los arándanos agrios, cerezas, puerro y menta en una juguera, y pulsar.

Transferir a vasos y añadir la miel.

Agregar hielo y servir.

Información nutricional por porción: Kcal: 248, Proteínas: 5g, Carbohidratos: 75.5g, Grasas: 1g

12.   Jugo de Coco y Damasco

Ingredientes:

1 taza de damascos, en rodajas

½ taza de agua de coco pura, sin endulzar

1 cucharada de azúcar de coco

1 taza de mango, en trozos

Preparación:

Lavar los damascos y cortarlos por la mitad. Remover los carozos y trozar. Dejar a un lado.

Pelar el mango y trozarlo. Rellenar un vaso medidor y reservar el resto en la nevera.

Combinar los damascos, mango y agua de coco en una juguera. Pulsar.

Transferir a vasos y añadir el azúcar de coco.

Agregar cubos de hielo y servir inmediatamente.

Información nutricional por porción: Kcal: 155, Proteínas: 3.6g, Carbohidratos: 43g, Grasas: 1.2g

13.   Jugo de Coliflor e Hinojo

Ingredientes:

1 taza de coliflor, en trozos

1 taza de hinojo, en rodajas

1 taza de verdes de remolacha, en trozos

1 taza de apio, en trozos

1 taza de lechuga roja, rallada

1 taza de lechuga romana, rallada

1 pomelo grande

½ taza de agua de coco pura

1 cucharadita de miel

Preparación:

Recortar las hojas externas de la coliflor. Lavar y trozar. Reservar el resto en la nevera.

Lavar el bulbo de hinojo y recortar las hojas marchitas. Trozar y dejar a un lado.

Combinar los verdes de remolacha, lechuga roja y lechuga

romana en un colador, y lavar bajo agua fría. Colar y trozar. Dejar a un lado.

Pelar el pomelo y dividirlo en gajos. Dejar a un lado.

Lavar y trozar el apio. Dejar a un lado.

Procesar la coliflor, hinojo, verdes de remolacha, apio, lechuga y pomelo en una juguera. Transferir a vasos y añadir el agua de coco y miel.

Agregar hielo y servir.

Información nutricional por porción: Kcal: 163, Proteínas: 8.3g, Carbohidratos: 56.3g, Grasas: 1.2g

14. Jugo de Espinaca y Durazno

Ingredientes:

1 durazno grande, en trozos

1 taza de espinaca bebé, en trozos

2 manzanas doradas deliciosas grandes, sin piel ni semillas

½ taza de agua

1 zanahoria grande, en rodajas

½ limón entero

Preparación:

Lavar el durazno y cortarlo por la mitad. Remover el carozo y trozar. Dejar a un lado.

Lavar la espinaca bebé y romper con las manos. Dejar a un lado.

Lavar las manzanas y cortarlas por la mitad. Remover el centro y trozar. Dejar a un lado.

Lavar la zanahoria y cortarla en rodajas gruesas. Dejar a un lado.

Pelar el limón y cortarlo por la mitad. Reservar el resto.

Combinar el durazno, espinaca, manzanas, zanahoria y limón en una juguera, y pulsar.

Transferir a vasos y refrigerar 10 minutos antes de servir.

Información nutricional por porción: Kcal: 297, Proteínas: 5.5g, Carbohidratos: 87.5g, Grasas: 1.5g

15. Jugo de Banana y Espina

Ingredientes:

1 banana grande, sin piel

1 taza de espinaca, en trozos

2 limones enteros, sin piel

1 rodaja de jengibre, sin piel

1 cucharadita de miel

Preparación:

Pelar la banana y trozarla. Dejar a un lado.

Lavar la espinaca bajo agua fría, colar y romper con las manos. Dejar a un lado.

Pelar los limones y cortarlos por la mitad. Dejar a un lado.

Pelar el jengibre y picarlo. Dejar a un lado.

Combinar la banana, espinaca, limones y jengibre en una juguera, y pulsar.

Transferir a vasos y añadir la miel.

Agregar hielo y servir.

Información nutricional por porción: Kcal: 139, Proteínas: 4.5g, Carbohidratos: 44.4g, Grasas: 1.2g

16.   Jugo de Kiwi y Manzana

Ingredientes:

2 kiwis grandes, sin piel

1 manzana mediana, sin centro

1 taza de espinaca fresca

1 pepino grande

1 rodaja de jengibre pequeña, 1 pulgada

Preparación:

Pelar los kiwis y cortarlos por la mitad. Dejar a un lado.

Lavar la manzana y remover el centro. Trozar y dejar a un lado.

Lavar la espinaca y romper con las manos. Dejar a un lado.

Lavar el pepino y cortarlo en rodajas. Dejar a un lado.

Pelar el jengibre y dejar a un lado.

Procesar la espinaca, kiwis, manzana, pepino y jengibre en una juguera.

Transferir a un vaso y añadir hielo antes de servir.

Información nutricional por porción: Kcal: 201, Proteínas: 13.2g, Carbohidratos: 56.5g, Grasas: 2.6g

17. Jugo de Frutilla y Naranja

Ingredientes:

1 taza de frutillas frescas

1 naranja grande, sin piel

1 taza de arándanos agrios frescos

2 onzas de agua de coco

Preparación:

Combinar las frutillas y arándanos agrios en un colador, y lavar bajo agua fría. Colar y dejar a un lado.

Pelar la naranja y dividirla en gajos. Dejar a un lado.

Combinar los arándanos agrios, frutillas y naranja en una juguera, y pulsar.

Transferir a vasos y añadir el agua de coco.

Agregar hielo y servir inmediatamente.

Información nutricional por porción: Kcal: 137, Proteínas: 3.1g, Carbohidratos: 46.7g, Grasas: 0.7g

18.   Jugo de Sandía y Miel

Ingredientes:

1 taza de sandía, sin semillas

1 cucharada de miel líquida

1 taza de arándanos frescos

1 taza de frambuesas frescas

1 taza de arándanos agrios frescos

1 limón grande, sin piel

Preparación:

Cortar la sandía por la mitad. Para una taza, necesitará un gajo grande. Pelarlo y trozarlo. Remover las semillas y dejar a un lado. Reservar el resto en la nevera.

Combinar los arándanos, frambuesas y arándanos agrios en un colador, y lavar bajo agua fría. Colar y dejar a un lado.

Pelar el limón y cortarlo por la mitad. Dejar a un lado.

Procesar la sandía, arándanos, frambuesas, arándanos agrios y limón en una juguera. Transferir a vasos y añadir la miel líquida.

Agregar cubos de hielo antes de servir.

Información nutricional por porción: Kcal: 230, Proteínas: 4.1g, Carbohidratos: 53.1g, Grasas: 1.7g

19.   Jugo de Jengibre y Calabaza

Ingredientes:

1 cucharadita de jengibre, molido

1 taza de calabaza de bellota, en cubos

1 taza de calabaza, en cubos

1 taza de zapallo calabaza, en cubos

1 pepino grande

Preparación:

Lavar el zapallo calabaza y cortarlo por la mitad. Remover las semillas, trozar y dejar a un lado. Reservar el resto para otro jugo.

Pelar la calabaza y cortarla por la mitad. Remover las semillas, cortar un gajo grande y pelarlo. Trozar y dejar a un lado. Reservar el resto.

Pelar el zapallo y remover las semillas. Cortar en cubos y reservar el resto para otro jugo.

Lavar el pepino y cortarlo en rodajas. Dejar a un lado.

Combinar la calabaza de bellota, calabaza y zapallo en una

juguera, y pulsar. Transferir a vasos y añadir el jengibre.

Agregar hielo y servir inmediatamente.

Información nutricional por porción: Kcal: 140, Proteínas: 5.8g, Carbohidratos: 40.1g, Grasas: 0.9g

20. Jugo de Col Rizada y Berro

Ingredientes:

1 bulbo de hinojo, recortado

1 taza de col rizada fresca

1 taza de berro

1 taza de albahaca fresca

1 pepino grande

3 cucharadas de perejil fresco

Un puñado de espinaca

Preparación:

Combinar la col rizada, berro, albahaca, perejil y espinaca en un colador, y lavar bajo agua fría. Colar y romper con las manos. Dejar a un lado.

Lavar el bulbo de hinojo y recortar las hojas marchitas. Trozar y dejar a un lado.

Lavar el pepino y cortarlo en rodajas. Dejar a un lado.

Procesar la col rizada, berro, hinojo, albahaca, perejil,

espinaca y pepino en una juguera.

Transferir a un vaso y añadir la pimienta cayena. Puede agregar sal.

Refrigerar 10 minutos antes de servir.

Información nutricional por porción: Kcal: 280, Proteínas: 6.1g, Carbohidratos: 84.2g, Grasas: 1.3g

21. Jugo de Tomate y Remolacha

Ingredientes:

1 tomate Roma mediano, en trozos

1 taza de remolachas, recortadas

1 taza de albahaca fresca, en trozos

1 cucharadita de jengibre, molido

1 cucharada de perejil fresco, en trozos

Preparación:

Lavar el tomate y ponerlo en un tazón. Cortarlo en cuartos y reservar el jugo. Dejar a un lado.

Lavar la remolacha y recortar las puntas. Trozar y dejar a un lado.

Lavar la albahaca y romper con las manos. Dejar a un lado.

Procesar el tomate, remolacha, albahaca y jengibre en una juguera.

Transferir a un vaso y refrigerar 10 minutos antes de servir.

Información nutricional por porción: Kcal: 99, Proteínas: 6.4g, Carbohidratos: 28.7g, Grasas: 1.2g

22.   Jugo de Cereza y Manzana

Ingredientes:

1 taza de cerezas frescas, sin carozo

2 manzanas rojas grandes, sin centro

1 banana grande, en trozos

1 taza de berro

Un puñado de espinaca fresca

Preparación:

Lavar las cerezas bajo agua fría. Colar y cortarlas por la mitad. Remover los carozos y dejar a un lado.

Lavar la manzana y cortarla por la mitad. Remover el centro y trozar. Dejar a un lado.

Pelar la banana y trozarla. Dejar a un lado.

Combinar el berro y espinaca en un colador, y lavar bien. Romper con las manos y dejar a un lado.

Combinar las cerezas, manzanas, banana, berro y espinaca en una juguera, y pulsar.

Transferir a un vaso y añadir algunos cubos de hielo antes de servir.

Información nutricional por porción: Kcal: 390, Proteínas: 6.6g, Carbohidratos: 113g, Grasas: 1.7g

23.   Jugo de Calabacín y Sandía

Ingredientes:

1 calabacín mediano, sin piel y en trozos

1 taza de sandía, en cubos

2 tazas de uvas verdes

1 rodaja de jengibre, 1 pulgada

1 cucharada de menta fresca, picada

Preparación:

Lavar el calabacín y cortarlo por la mitad. Remover las semillas, trozar y dejar a un lado.

Cortar la sandía por la mitad. Para una taza, necesitará un gajo grande. Pelarlo y trozarlo. Remover las semillas y dejar a un lado. Reservar el resto.

Lavar las uvas bajo agua fría. Colar y dejar a un lado.

Pelar el jengibre y dejar a un lado.

Procesar el calabacín, sandía, uvas y jengibre en una juguera.

Transferir a vasos y decorar con menta.

Refrigerar 10 minutos antes de servir.

Información nutricional por porción: Kcal: 308, Proteínas: 5.7g, Carbohidratos: 81.3g, Grasas: 2.1g

24.   Jugo de Manzana

Ingredientes:

2 manzanas verdes medianas, sin centro

1 batata pequeña, sin piel

2 zanahorias grandes, en rodajas

1 naranja grande, sin piel

¼ cucharadita de especia de calabaza

Preparación:

Lavar las manzanas y cortarlas por la mitad. Remover el centro y trozar. Dejar a un lado.

Pelar la batata y ponerla en una olla de agua hirviendo. Cocinar por 5 minutos, remover del fuego y colar. Dejar enfriar.

Lavar la zanahoria y cortarla en rodajas finas. Dejar a un lado.

Pelar la naranja y dividirla en gajos. Cortar cada gajo por la mitad y dejar a un lado.

Combinar las manzanas, batata, zanahoria y naranja en

una juguera. Pulsar, transferir a un vaso y añadir la especia de calabaza.

Agregar hielo y servir inmediatamente.

Información nutricional por porción: Kcal: 147, Proteínas: 2.1g, Carbohidratos: 35.4g, Grasas: 0.1g

25. Jugo de Manzana y Chía

Ingredientes:

2 manzanas grandes, sin centro

1 cucharada de semillas de chía

3 zanahorias grandes, en rodajas

½ cucharadita de jengibre, molido

Preparación:

Lavar las manzanas. Cortarlas por la mitad y remover el centro. Trozar y dejar a un lado.

Lavar y cortar las zanahorias en rodajas. Dejar a un lado.

Procesar en una juguera, transferir a un vaso y añadir las semillas de chía.

Refrigerar 10 minutos para que la chía absorba el líquido. Agregar agua para ajustar el espesor.

Información nutricional por porción: Kcal: 177, Proteínas: 3.2g, Carbohidratos: 28.4g, Grasas: 4.6g

26.   Jugo de Calabaza y Brócoli

Ingredientes:

½ calabaza amarilla, sin piel y en trozos

1 brócoli mediano, en trozos

½ taza de col rizada fresca

1 manzana grande, sin centro

¼ taza de espinaca fresca

4 zanahorias pequeñas

Preparación:

Pelar la calabaza y cortarla por la mitad. Remover las semillas y trozar. Reservar el resto en la nevera.

Lavar y trozar las zanahorias. Combinarlas con la calabaza.

Lavar y remover el centro de la manzana. Trozar y añadir a los ingredientes restantes.

Combinar la espinaca y col rizada en un tazón mediano y añadir agua hasta cubrir. Remojar por 15 minutos.

Combinar la calabaza, brócoli, manzana y zanahorias en

una juguera. Colar la col rizada y espinaca, y añadirlas a la juguera. Pulsar.

Transferir a vasos y refrigerar 10 minutos antes de servir.

Información nutricional por porción: Kcal: 81, Proteínas: 2.3g, Carbohidratos: 18.4g, Grasas: 0.2g

27. Jugo de Pepino y Apio

Ingredientes:

1 pepino grande, en rodajas

1 tallo de apio, en trozos

½ taza de col rizada fresca

1 lima grande, sin piel

Preparación:

Lavar y trozar el pepino y apio. Añadirlo al tazón con la lima.

Remojar la col rizada en agua por 15 minutos. Dejar a un lado.

Pelar la lima y trozarla. Ponerla en un tazón y dejar a un lado.

Colar la col rizada y procesarla con el pepino, lima y apio.

Transferir a vasos y refrigerar, o agregar hielo y servir inmediatamente.

Información nutricional por porción: Kcal: 171, Proteínas: 3.2g, Carbohidratos: 47.3g, Grasas: 1.3g

28.   Jugo de Pera y Lima

Ingredientes:

1 pera grande, sin centro

1 lima, sin piel

1 taza de uvas verdes

2 pepinos grandes, en rodajas

Preparación:

Lavar la pera y remover el centro. Trozar y dejar a un lado.

Pelar la lima y cortarla en cuartos. Dejar a un lado.

Lavar las uvas verdes bajo agua fría y colar. Dejar a un lado.

Lavar los pepinos y cortarlos en rodajas. Dejar a un lado.

Combinar la pera, lima, uvas y pepino en una juguera. Pulsar, transferir a un vaso y revolver.

Refrigerar 10 minutos antes de servir.

Información nutricional por porción: Kcal: 113, Proteínas: 18.3g, Carbohidratos: 31.3g, Grasas: 0.1g

29.   Jugo de Zanahoria y Limón

Ingredientes:

3 zanahorias grandes, en rodajas

1 limón grande, sin piel

1 pepino mediano, en rodajas

1 pera grande, sin centro

¼ taza de menta fresca

½ taza de brócoli, en trozos

1 rodaja de jengibre pequeña, 1 pulgada

½ cucharadita de polvo de té verde

2 onzas de agua

Preparación:

Lavar las zanahorias y trozarlas. Dejar a un lado.

Pelar el limón y cortarlo en cuartos.

Lavar y trozar el pepino. Dejar a un lado.

Lavar la pera y remover el centro. Trozar y dejar a un lado.

Combinar el brócoli y menta en un colador, y lavar bajo agua fría. Colar y dejar a un lado.

Pelar el jengibre y dejar a un lado.

Combinar el polvo de té y agua caliente en una taza pequeña. Dejar reposar por 5 minutos.

Combinar las zanahorias, limón, pepino, pera, menta, brócoli y jengibre en una juguera. Pulsar.

Transferir a un vaso y añadir la mezcla de té.

Refrigerar 5 minutos antes de servir.

Información nutricional por porción: Kcal: 141, Proteínas: 5.5g, Carbohidratos: 45.7g, Grasas: 0.9g

30.   Jugo de Frutilla y Zanahoria

Ingredientes:

1 taza de frutillas frescas, en trozos

1 zanahoria grande, en rodajas

1 manzana verde mediana, sin centro y en trozos

1 naranja mediana, en gajos

1 taza de pepino, en rodajas

Preparación:

Lavar las frutillas y remover las ramas. Trozar y dejar a un lado.

Lavar la zanahoria y cortarla en rodajas finas. Dejar a un lado.

Lavar la manzana y cortarla por la mitad. Remover el centro y trozar. Dejar a un lado.

Pelar la naranja y dividirla en gajos. Dejar a un lado.

Lavar el pepino y cortarlo en rodajas. Dejar a un lado.

Procesar las frutillas, zanahorias, manzana, naranja y

pepino en una juguera. Transferir a un vaso y refrigerar 5 minutos antes de servir.

Información nutricional por porción: Kcal: 104, Proteínas: 3.9g, Carbohidratos: 31.2g, Grasas: 1.1g

31.   Jugo de Pepino y Manzana

Ingredientes:

1 pepino grande, en rodajas

1 manzana roja grande, sin centro

2 remolachas medianas, recortadas

1 lima grande, sin piel

¼ cucharadita de jengibre, molido

Preparación:

Lavar el pepino y cortarlo en rodajas. Dejar a un lado.

Lavar la manzana y remover el centro. Trozar y dejar a un lado.

Lavar la remolacha y recortar las puntas verdes. Trozar y dejar a un lado.

Pelar la lima y cortarla en cuartos. Dejar a un lado.

Procesar el pepino, manzana, remolacha y lima en una juguera. Transferir a vasos y añadir hielo antes de servir.

Información nutricional por porción: Kcal: 109, Proteínas: 2.8g, Carbohidratos: 33.6g, Grasas: 0.7g

32.   Jugo de Manzana y Limón

Ingredientes:

1 manzana verde, sin centro

1 limón grande, sin piel

1 brócoli grande, en trozos

1 pepino grande, en rodajas

¼ cucharadita de extracto de menta

½ taza de menta fresca

Preparación:

Lavar la manzana y remover el centro. Trozar y dejar a un lado.

Pelar el limón y cortarlo en cuartos.

Lavar el brócoli y trozar. Dejar a un lado.

Lavar el pepino y cortarlo en rodajas. Dejar a un lado.

Lavar la menta fresca y remojar en agua 5 minutos.

Combinar la manzana, limón, brócoli, pepino y menta en una juguera, y pulsar.

Transferir a vasos y añadir el extracto de menta.

Decorar con menta extra y añadir hielo antes de servir.

Información nutricional por porción: Kcal: 191, Proteínas: 2.3g, Carbohidratos: 28.4g, Grasas: 1.7g

33. Jugo de Pomelo y Granada

Ingredientes:

2 damascos grandes, sin carozo

1 taza de semillas de granada

2 naranjas grandes, sin piel

1 taza de uvas verdes

1 limón grande, sin piel

1 rodaja de jengibre pequeña, sin piel

Preparación:

Lavar los damascos y cortarlos por la mitad. Remover los carozos y trozar. Dejar a un lado.

Cortar la parte superior de la granada y deslizar hacia las membranas blancas. Remover las semillas a un vaso medidor y dejar a un lado.

Pelar las naranjas y dividirlas en gajos. Dejar a un lado.

Pelar el limón y cortarlo por la mitad. Dejar a un lado.

Pelar el jengibre y dejar a un lado.

Combinar los damascos, granada, naranjas, limón y jengibre en una juguera. Pulsar y transferir a vasos. Refrigerar 20 minutos antes de servir.

Información nutricional por porción: Kcal: 294, Proteínas: 7.2g, Carbohidratos: 88.9g, Grasas: 2.3g

34.   Jugo de Manzana y Pepino

Ingredientes:

1 manzana roja grande, sin centro

1 pepino grande, en rodajas

1 taza de arándanos

1 taza de menta fresca, en trozos

2 onzas de agua de coco

Preparación:

Lavar la manzana y cortarla por la mitad. Remover el centro y trozar. Dejar a un lado.

Lavar el pepino y pelarlo. Cortar en rodajas y dejar a un lado.

Poner los arándanos en un colador y lavar bajo agua fría. Colar y dejar a un lado.

Lavar la menta y romper con las manos. Dejar a un lado.

Combinar la manzana, pepino, arándanos y menta en una juguera. Pulsar y transferir a un vaso. Añadir el agua de coco y refrigerar 10 minutos, o agregar hielo antes de servir.

Información nutricional por porción: Kcal: 258, Proteínas: 4.7g, Carbohidratos: 74.6g, Grasas: 1.6g

35.   Jugo de Frambuesa y Kiwi

Ingredientes:

1 taza de frambuesas

1 kiwi grande, sin piel

2 tazas de sandía, en trozos

1 naranja grande, sin piel

2 onzas agua de coco

Preparación:

Lavar las frambuesas bajo agua fría. Colar y dejar a un lado.

Pelar el kiwi y cortarlo por la mitad. Dejar a un lado.

Cortar la sandía por la mitad. Para dos tazas, necesitará dos gajos grandes. Pelarlos y trozarlos. Remover las semillas y dejar a un lado. Reservar el resto. Dejar a un lado.

Pelar la naranja y dividirla en gajos. Dejar a un lado.

Combinar las frambuesas, kiwi, sandía y naranja en una juguera. Pulsar y transferir a un vaso. Añadir el agua de coco y refrigerar 10 minutos antes de servir.

Información nutricional por porción: Kcal: 232, Proteínas: 5.8g, Carbohidratos: 71.4g, Grasas: 1.8g

36.   Jugo de Chirivías y Perejil

Ingredientes:

1 taza de chirivías, en rodajas

1 cucharada de perejil fresco, en trozos

3 pimientos rojos grandes, en trozos

1 taza de zapallo calabaza, en cubos

2 onzas de agua

Preparación:

Lavar las chirivías y pelarlas. Cortar en rodajas finas y dejar a un lado.

Lavar los pimientos rojos y cortarlos por la mitad. Remover las semillas y trozar.

Pelar el zapallo calabaza y remover las semillas. Cortar en cubos y rellenar un vaso medidor. Reservar el resto en la nevera.

Combinar las chirivías, perejil, pimientos y zapallo calabaza en una juguera. Pulsar y transferir a vasos. Agregar el agua y hielo.

Servir inmediatamente.

Información nutricional por porción: Kcal: 238, Proteínas: 7.9g, Carbohidratos: 70.2g, Grasas: 2.1g

37.   Jugo de Granada y Manzana

Ingredientes:

1 taza de semillas de granada

1 manzana verde grande, sin centro y en trozos

1 papaya grande, sin piel y en trozos

1 cucharada de menta fresca, en trozos

2 onzas de agua

Preparación:

Cortar la parte superior de la granada y deslizar hacia las membranas blancas. Remover las semillas a un vaso medidor y dejar a un lado.

Lavar la manzana y cortarla por la mitad. Remover el centro y trozar. Dejar a un lado.

Pelar la papaya y cortarla por la mitad. Remover las semillas negras y pulpa. Trozar y dejar a un lado.

Combinar la granada, manzana, papaya y menta en una juguera, y pulsar. Transferir a vasos, añadir agua y refrigerar 10 minutos antes de servir.

Información nutricional por porción: Kcal: 438, Proteínas: 6.1g, Carbohidratos: 129g, Grasas: 3.4g

38.   Jugo de Lima y Guayaba

Ingredientes:

1 taza de trozos de ananá

2 limas grandes, sin piel

1 taza de guayaba, en trozos

1 pepino grande, en rodajas

1 cucharada de albahaca fresca, en trozos

2 onzas de agua

Preparación:

Pelar las limas y cortarlas por la mitad. Dejar a un lado.

Lavar la guayaba y trozarla. Rellenar un vaso medidor y reservar el resto en la nevera.

Cortar la parte superior del ananá y pelarlo. Trozar y rellenar un vaso medidor. Reservar el resto en la nevera.

Lavar el pepino y cortarlo en rodajas. Dejar a un lado.

Combinar las limas, guayaba, ananá, pepino y albahaca en una juguera. Pulsar y transferir a vasos. Añadir el agua y

refrigerar 10 minutos antes de servir.

Información nutricional por porción: Kcal: 158, Proteínas: 4.7g, Carbohidratos: 47.9g, Grasas: 1.1g

39.   Jugo de Manzana y Nuez Moscada

Ingredientes:

1 manzana verde grande, sin centro

¼ cucharadita de nuez moscada, molida

1 taza de arándanos agrios

1 pera grande, sin centro

3 frutillas grandes, en trozos

1 naranja grande, sin piel

2 onzas de agua de coco

Preparación:

Lavar la manzana y cortarla por la mitad. Remover el centro y trozar. Dejar a un lado.

Lavar los arándanos agrios bajo agua fría. Colar y dejar a un lado.

Lavar la pera y cortarla por la mitad. Remover el centro y trozar. Dejar a un lado.

Lavar las frutillas y trozarlas. Dejar a un lado.

Pelar la naranja y dividirla en gajos. Dejar a un lado.

Combinar la pera, manzana, frutillas, naranja y nuez moscada en una juguera. Pulsar y transferir a un vaso.

Añadir el agua y refrigerar o agregar hielo antes de servir.

Información nutricional por porción: Kcal: 158, Proteínas: 4.7g, Carbohidratos: 47.9g, Grasas: 1.1g

40. Jugo de Verdes de Ensalada y Berro

Ingredientes:

1 taza de verdes de ensalada, en trozos

1 taza de berro, en trozos

1 taza de espárragos, recortados

1 pimiento verde, en trozos

1 pepino grande, en rodajas

2 onzas de agua

¼ cucharadita de sal

Preparación:

Combinar los verdes de ensalada y berro en un colador. Lavar bajo agua fría y romper con las manos. Dejar a un lado.

Lavar los espárragos y recortar las puntas. Trozar y rellenar un vaso medidor. Reservar el resto.

Lavar el pimiento y cortarlo por la mitad. Remover las semillas y trozar. Dejar a un lado.

Lavar el pepino y cortarlo en rodajas. Dejar a un lado.

Combinar los verdes de ensalada, berro, espárragos, pimiento y pepino en una juguera, y pulsar. Transferir a un vaso y añadir la sal y agua.

Refrigerar 10 minutos antes de servir.

Información nutricional por porción: Kcal: 86, Proteínas: 8.2g, Carbohidratos: 26.1g, Grasas: 1g

41.   Jugo de Acelga y Lechuga

Ingredientes:

1 taza de Acelga, en trozos

1 taza de lechuga roja, en trozos

1 taza de batatas, sin piel

1 hinojo grande, en trozos

1 taza de espinaca fresca, en trozos

1 cabeza de coliflor pequeña, en trozos

1 limón grande, sin piel

Preparación:

Combinar la acelga, lechuga roja y espinaca en un colador. Lavar bajo agua fría y colar. Romper con las manos y dejar a un lado.

Pelar la batata y trozarla. Rellenar un vaso y reservar el resto para otro jugo.

Lavar el bulbo de hinojo y recortar las hojas marchitas. Trozar y dejar a un lado.

Recortar las hojas externas de la coliflor. Lavar y trozar. Dejar a un lado.

Pelar el limón y cortarlo por la mitad. Dejar a un lado.

Combinar la acelga, lechuga, batata, hinojo, coliflor y limón en una juguera, y pulsar. Transferir a vasos y añadir hielo antes de servir.

Información nutricional por porción: Kcal: 218, Proteínas: 14.3g, Carbohidratos: 67.7g, Grasas: 1.9g

42.　　Jugo de Pimiento y Pepino

Ingredientes:

1 pimiento amarillo grande, en trozos

1 pepino grande, en rodajas

1 bulbo de hinojo mediano, en trozos

1 taza de Brotes de Bruselas, por la mitad

¼ cucharadita de sal

2 onzas de agua

Preparación:

Lavar el pimiento y cortarlo por la mitad. Remover las semillas y trozar. Dejar a un lado.

Lavar el pepino y cortarlo en rodajas. Dejar a un lado.

Recortar el tallo de hinojo y capas marchitas. Trozar y dejar a un lado.

Recortar las hojas externas y lavar los brotes de Bruselas. Cortarlos por la mitad y dejar a un lado.

Combinar los pimientos, pepino, hinojo y brotes de

Bruselas en una juguera. Pulsar y añadir la sal y agua. Refrigerar 5 minutos antes de servir.

Información nutricional por porción: Kcal: 151, Proteínas: 9.7g, Carbohidratos: 47.6g, Grasas: 1.4g

43. Jugo de Moras y Pepino

Ingredientes:

1 taza de moras

1 pepino grande, en rodajas

5 ciruelas enteras, sin carozo

1 taza de repollo morado, en trozos

2 onzas de agua

Preparación:

Lavar las moras bajo agua fría usando un colador. Colar y dejar a un lado.

Lavar el pepino y cortarlo en rodajas. Dejar a un lado.

Lavar las ciruelas y cortarlas por la mitad. Remover los carozos y cortar en cuartos. Dejar a un lado.

Lavar el repollo bajo agua fría. Colar y trozar. Dejar a un lado.

Combinar las ciruelas, repollo, moras y pepino en una juguera, y pulsar. Transferir a vasos y añadir el agua.

Refrigerar 10 minutos antes de servir.

Información nutricional por porción: Kcal: 221, Proteínas: 7.5g, Carbohidratos: 69.1g, Grasas: 2.1g

44. Jugo de Remolacha y Albahaca

Ingredientes:

1 taza de remolacha, en trozos

1 taza de albahaca fresca, en trozos

2 tazas de frambuesas

1 manzana verde grande, sin centro

1 limón grande, sin piel

3 onzas de agua

Preparación:

Lavar la remolacha y recortar las puntas verdes. Trozar y rellenar un vaso medidor. Reservar los verdes para otro jugo.

Lavarla albahaca bajo agua fría y romper con las manos. Dejar a un lado.

Lavar las frambuesas bajo agua fría. Colar y dejar a un lado.

Lavar la manzana y cortarla por la mitad. Remover el centro y trozar. Dejar a un lado.

Pelar el limón y cortarlo por la mitad. Dejar a un lado.

Combinar la remolacha, albahaca, frambuesas, manzana y limón en una juguera. Pulsar.

Añadir el agua y refrigerar 5 minutos antes de servir.

Información nutricional por porción: Kcal: 218, Proteínas: 7.5g, Carbohidratos: 76.4g, Grasas: 2.5g

45.   Jugo de Granada y Limón

Ingredientes:

1 taza de semillas de granada

1 limón grande, sin piel

1 damasco grande, sin carozo

1 naranja grande, en gajos

1 zanahoria grande, sin piel

2 onzas de agua de coco

Preparación:

Cortar la parte superior de la granada y deslizar hacia las membranas blancas. Remover las semillas a un vaso medidor y dejar a un lado.

Pelar el limón y cortarlo por la mitad. Dejar a un lado.

Lavar el damasco y cortarlo por la mitad. Remover el carozo y trozar. Dejar a un lado.

Pelar la naranja y dividirla en gajos. Dejar a un lado.

Pelar y lavar la zanahoria. Cortarla en rodajas y dejar a un lado.

Combinar las semillas de granada, limón, damasco, naranja y zanahoria en una juguera. Pulsar y transferir a un vaso. Añadir el agua de coco y algunos cubos de hielo antes de servir.

Información nutricional por porción: Kcal: 241, Proteínas: 7.3g, Carbohidratos: 73.9g, Grasas: 2.3g

46.   Jugo de Col Rizada y Perejil

Ingredientes:

1 taza de col rizada fresca, en trozos

1 taza de perejil fresco, en trozos

2 tazas de brócoli, recortado

1 manzana verde grande, en trozos

1 taza de espinaca fresca, en trozos

2 onzas de agua

Preparación:

Combinar la col rizada, perejil y espinaca en un colador, y lavar bajo agua fría. Colar y romper con las manos. Dejar a un lado.

Lavar el brócoli bajo agua fría y trozarlo. Dejar a un lado.

Lavar la manzana y cortarla por la mitad. Remover el centro y trozar. Dejar a un lado.

Combinar la col rizada, perejil, brócoli, manzana y espinaca en una juguera. Pulsar y añadir el agua.

Refrigerar 10 minutos antes de servir.

Información nutricional por porción: Kcal: 223, Proteínas: 20.4g, Carbohidratos: 62.1g, Grasas: 3.5g

47. Jugo de Manzana y Frutilla

Ingredientes:

1 manzana roja grande, sin centro

2 frutillas grandes, en trozos

2 pomelos grandes, sin piel

1 nudo de jengibre pequeño, sin piel

2 onzas de agua de coco

Preparación:

Lavar la manzana y cortarla por la mitad. Remover el centro y trozar. Dejar a un lado.

Lavar las frutillas y trozarlas. Dejar a un lado.

Pelar los pomelos y dividirlos en gajos. Dejar a un lado.

Pelar el jengibre y dejarlo a un lado.

Combinar la manzana, frutillas, pomelo y jengibre en una juguera. Pulsar, transferir a un vaso y añadir el agua de coco. Refrigerar 10 minutos antes de servir.

Información nutricional por porción: Kcal: 302, Proteínas: 4.8g, Carbohidratos: 86.3g, Grasas: 1.7g

48.   Jugo de Pepino y Acelga

Ingredientes:

1 pepino grande, en rodajas

1 taza de Acelga, en trozos

2 tazas de calabaza, en cubos

1 manzana verde grande, sin centro

2 onzas de agua

¼ cucharadita de nuez moscada, molida

Preparación:

Lavar el pepino y cortarlo en rodajas. Dejar a un lado.

Lavar la acelga bajo agua fría. Colar y romper con las manos. Dejar a un lado.

Pelar la calabaza y cortarla por la mitad. Remover las semillas, cortar un gajo grande y pelarlo. Cortar en cubos y rellenar un vaso medidor. Reservar el resto.

Lavar la manzana y cortarla por la mitad. Remover el centro y trozar. Dejar a un lado.

Combinar la calabaza, manzana, pepino y acelga en una juguera. Pulsar y añadir el agua y nuez moscada.

Refrigerar 10 minutos antes de servir.

Información nutricional por porción: Kcal: 196, Proteínas: 5.8g, Carbohidratos: 55.4g, Grasas: 1.1g

49. Jugo de Frijoles y Menta

Ingredientes:

1 taza de frijoles verdes, en trozos

1 taza de menta fresca, en trozos

2 tazas de apio, en trozos

1 taza de verdes de remolacha, en trozos

1 pepino grande, en rodajas

2 onzas de agua

¼ cucharadita de sal

Preparación:

Lavar los frijoles verdes y trozarlos. Remojar en agua caliente por 10 minutos. Colar y dejar a un lado.

Lavar y trozar el apio. Dejar a un lado.

Combinar la menta y verdes de remolacha en un colador. Lavar bajo agua fría y romper con las manos. Dejar a un lado.

Lavar el pepino y cortarlo en rodajas. Dejar a un lado.

Combinar los frijoles verdes, menta, apio, verdes de remolacha y pepino en una juguera. Pulsar y transferir a vasos. Añadir el agua y la sal.

Refrigerar 5 minutos antes de servir.

Información nutricional por porción: Kcal: 91, Proteínas: 6.1g, Carbohidratos: 26.1g, Grasas: 1g

50. Jugo de Limón y Kiwi

Ingredientes:

1 limón grande, sin piel

1 kiwi grande, sin piel

1 taza de frutillas, en trozos

2 duraznos grandes, sin carozo

1 manzana verde grande, sin centro

1 naranja grande, sin piel

2 onzas de agua

Preparación:

Pelar el limón y kiwi. Cortarlos por la mitad y dejar a un lado.

Lavar las frutillas bajo agua fría. Remover las partes verdes y trozar. Dejar a un lado.

Lavar los duraznos y cortarlos por la mitad. Remover los carozos y trozar. Dejar a un lado.

Lavar la manzana y cortarla por la mitad. Remover el

centro y trozar. Dejar a un lado.

Combinar el limón, kiwi, frutillas, duraznos y manzana en una juguera, y pulsar. Transferir a vasos y añadir el agua. Agregar hielo y servir inmediatamente.

Información nutricional por porción: Kcal: 345, Proteínas: 7.8g, Carbohidratos: 105g, Grasas: 2.3g

51.   Jugo de Frambuesa y Damasco

Ingredientes:

1 taza de frambuesas

3 damascos grandes, sin carozo

1 taza de moras

1 manzana roja grande, sin centro

3 zanahorias grandes, sin piel

Preparación:

Combinar las frambuesas y moras en un colador. Lavar bajo agua fría y colar. Dejar a un lado.

Lavar los damascos y cortarlos por la mitad. Remover el carozo y trozar. Dejar a un lado.

Lavar la manzana y cortarla por la mitad. Remover el centro y trozar.

Lavar y pelar las zanahorias. Cortar en rodajas y dejar a un lado.

Combinar las moras, frambuesas, damascos, manzana y zanahorias en una juguera. Pulsar y transferir a un vaso.

Añadir el agua y refrigerar 10 minutos antes de servir.

Información nutricional por porción: Kcal: 301, Proteínas: 7.6g, Carbohidratos: 97.4g, Grasas: 2.9g

52.   Jugo de Palta y Menta

Ingredientes:

1 taza de palta, sin carozo

1 taza de menta fresca, en trozos

1 taza de frutillas, en trozos

1 manzana Granny Smith grande, sin centro y en trozos

1 limón grande, sin piel

1 pepino grande, en rodajas

Preparación:

Pelar la palta y cortarla por la mitad. Remover el carozo y trozar. Rellenar un vaso medidor y reservar el resto.

Lavar la menta y romper con las manos. Dejar a un lado.

Lavar las frutillas y trozarlas. Dejar a un lado.

Lavar la manzana y cortarla por la mitad. Remover el centro y trozar. Dejar a un lado.

Pelar el limón y cortarlo por la mitad. Dejar a un lado.

Lavar el pepino y cortarlo en rodajas. Dejar a un lado.

Combinar la palta, menta, frutillas, limón y pepino en una juguera, y pulsar. Transferir a un vaso y añadir el agua. Agregar hielo y servir inmediatamente.

Información nutricional por porción: Kcal: 376, Proteínas: 8.1g, Carbohidratos: 67.8g, Grasas: 23.3g

53.   Jugo de Arándanos Agrios y Ciruela

Ingredientes:

1 taza de arándanos agrios

4 ciruelas enteras, sin carozo

1 taza de semillas de granada

1 pimiento rojo grande, en trozos

1 manzana verde grande, sin centro

Preparación:

Lavar los arándanos agrios y colarlos. Dejar a un lado.

Lavar las ciruelas y cortarlas por la mitad. Remover los carozos y trozar. Dejar a un lado.

Cortar la parte superior de la granada y deslizar hacia las membranas blancas. Remover las semillas a un vaso medidor y dejar a un lado.

Lavar el pimiento y cortarlo por la mitad. Remover las semillas y trozar. Dejar a un lado.

Lavar la manzana y cortarla por la mitad. Remover el centro y trozar. Dejar a un lado.

Combinar los arándanos agrios, ciruelas, granada y manzana en una juguera. Pulsar y añadir hielo antes de servir.

Información nutricional por porción: Kcal: 277, Proteínas: 6g, Carbohidratos: 83g, Grasas: 1.4g

54. Jugo de Arándanos y Pepino

Ingredientes:

1 taza de arándanos

1 pepino grande, en rodajas

1 taza de mango, en trozos

1 manzana verde grande, sin centro

2 onzas de agua

Preparación:

Poner los arándanos en un colador y lavar bajo agua fría. Colar y dejar a un lado.

Lavar el pepino y cortarlo en rodajas. Dejar a un lado.

Lavar el mango y trozarlo. Rellenar un vaso medidor y reservar el resto. Dejar a un lado.

Lavar la manzana y remover el centro. Trozar y dejar a un lado.

Combinar los arándanos, pepino, mango y manzana en una juguera, y pulsar.

Transferir a vasos y añadir el agua. Agregar hielo antes de servir.

Información nutricional por porción: Kcal: 180, Proteínas: 5.9g, Carbohidratos: 63.5g, Grasas: 1.1g

55. Jugo de Apio y Menta

Ingredientes:

1 taza de apio, en trozos

1 taza de menta fresca, en trozos

1 limón grande, sin piel

1 taza de espinaca fresca, en trozos

2 onzas de agua

Preparación:

Lavar el tallo de apio y trozarlo. Rellenar un vaso medidor y dejar a un lado.

Pelar el limón y cortarlo por la mitad. Dejar a un lado.

Lavar la espinaca y menta en un colador. Trozar y poner en un tazón mediano. Dejar a un lado.

Combinar el apio, limón, menta y espinaca en una juguera, y pulsar. Transferir a un vaso y añadir el agua.

Refrigerar 5 minutos antes de servir.

Información nutricional por porción: Kcal: 35, Proteínas: 3.1g, Carbohidratos: 13.2g, Grasas: 0.7g

OTROS TITULOS DE ESTE AUTOR

70 Recetas De Comidas Efectivas Para Prevenir Y Resolver Sus Problemas De Sobrepeso: Queme Calorías Rápido Usando Dietas Apropiadas y Nutrición Inteligente

Por

Joe Correa CSN

48 Recetas De Comidas Para Eliminar El Acné: ¡El Camino Rápido y Natural Para Reparar Sus Problemas de Acné En 10 Días O Menos!

Por

Joe Correa CSN

41 Recetas De Comidas Para Prevenir el Alzheimer: ¡Reduzca El Riesgo de Contraer La Enfermedad de Alzheimer De Forma Natural!

Por

Joe Correa CSN

70 Recetas De Comidas Efectivas Para El Cáncer De Mama: Prevenga Y Combata El Cáncer De Mama Con una Nutrición Inteligente y Alimentos Poderosos

Por

Joe Correa CSN

www.ingramcontent.com/pod-product-compliance
Lightning Source LLC
Chambersburg PA
CBHW030255030426
42336CB00009B/386